Dieta Anti-Istamina

Ridurre l'Istamina, Aumentare il DAO e Invertire l'Intolleranza all'Istamina in Sei Settimane

Di

Anna Keating

Dieta Anti-Istamina: Ridurre l'Istamina, Aumentare il DAO e Invertire l'Intolleranza all'Istamina in Sei Settimane

Copyright © 2017

Avvertenza ed Esclusione di Responsabilità

Contatto dell'editore

books@skinnybottle.com

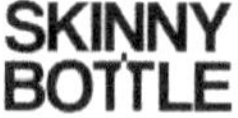

Una Linea Sottile

Se siete vissuti all'interno della vostra piccola, irritante e pruriginosa bolla senza conoscere la causa dei vostri sintomi, ad eccezione del fatto che non sia un'allergia a distruggere il vostro benessere, allora è probabile che abbiate a che fare con l'intolleranza all'istamina.

Il confine tra allergie e intolleranza all'istamina è sottile. Se siete rimasti confusi dalle teorie contrastanti trovate online, smettete di preoccuparvi, perché questo libro è l'unica cosa di cui possiate aver bisogno per fermare i sintomi spiacevoli con i quali avete a che fare. Scoprite come l'istamina crea tutti questi problemi e in che modo è possibile eliminarla alla radice.

Facciamo un tuffo profondo nell'essenza dell'amminoacido chiamato "istamina", perché ne abbiamo bisogno, come sapere se ne abbiamo troppo e cosa fare se il nostro corpo non può più degradarlo. Questo libro vi fornirà la migliore dieta per l'eliminazione dell'istamina, un piano alimentare di 6 settimane e tutti gli approfondimenti che ogni persona intollerante all'istamina dovrebbe leggere.

Non siete ancora sicuri di essere intolleranti all'istamina? Perché non vi unite a me in questo tour senza irritazioni per scoprirlo?

Che cos'è l'Istamina?

Solo perché solitamente la gente ne sente parlare male, quando i dottori annunciano che non riescono più a tollerarla, questo non significa che l'istamina non sia importante per la nostra salute generale.

L'istamina è una sostanza chimica, biologicamente attiva che si trova in quasi tutti gli organismi viventi. È prodotta dai mastociti e svolge un ruolo molto importante nella risposta immunitaria del corpo.

L'istamina è classificata chimicamente come un'ammina che si forma per decarbossilazione dell'amminoacido istidina. Questo composto estremamente importante fu scoperto per la prima volta nel 1910 nel fungo ergot. Un anno dopo, gli scienziati scoprirono che l'istamina era presente anche nei tessuti animali. Pensa all'istamina come ad una sostanza chimica "irritante". Si trova nelle ortiche urticanti e anche nel veleno di molti insetti, come api e vespe.

È a causa dell'istamina che proverete prurito e manifesterete gonfiori a contatto con le foglie di ortica. Nel corpo umano, l'istamina si trova in quasi tutti i tessuti mentre la maggior parte viene immagazzinata in granuli nei mastociti, così come nei basofili e negli eosinofili, altrimenti noti come globuli bianchi. Quando l'istamina viene rilasciata da questi granuli, inizia immediatamente a produrre vari effetti differenti (come contrazione muscolare, dilatazione dei vasi sanguigni, stimolazione dell'acido gastrico, ecc.) all'interno del corpo. Ma questa non è l'unico motivo per cui l'istamina è molto importante per la nostra salute generale. Agisce anche come neurotrasmettitore ed è responsabile del trasferimento di messaggi chimici alle cellule nervose.

Se non siete ancora convinti dell'importanza dell'istamina per il nostro corpo, aspettate di conoscerne le proprietà difensive.

Aiuta il corpo a difendersi dagli attacchi di virus, batteri e altri pericolosi corpi estranei, ed è per questo che è estremamente necessaria.

Inoltre, difendendo il corpo da agenti patogeni dannosi ed essendo una parte importante di qualsiasi processo vitale, l'istamina funge anche da mediatore più importante nei sintomi allergici e questo significa che per proteggere il corpo da questa reazione infiammatoria, il corpo rilasciare istamina (così come altri mediatori antinfiammatori) per rispondere agli allergeni.

Facciamo un esempio per comprendere meglio l'importanza dell'istamina durante una reazione allergica. Immaginate di fare un picnic durante la stagione delle allergie in primavera. Siete seduti sull'erba fresca e circondati da bellissimi fiori. Se siete soggetti ad allergie, sapete già cosa succederà. Poco dopo aver iniziato a godervi il vostro tempo nella natura, inizierete a starnutire, il naso inizierà a gocciolare e improvvisamente inizierete a provare prurito. Vi siete mai chiesti perché questo accade? E soprattutto, che relazione c'è tra l'istamina e l'allergia ai pollini?

Quando qualcosa di estraneo, come il polline, entra nel vostro corpo, questo innesca la risposta del sistema immunitario all'intruso. I granuli microscopici del polline, in questo caso, sono trattati come nemici e il vostro corpo agisce al meglio per sbarazzarsi di questi aggressori. Per iniziare il processo di difesa, il corpo invia un segnale ai mastociti con la richiesta di rilasciare la sua arma segreta: l'istamina.

Il rilascio di istamina nel luogo in cui si è verificata l'irritazione attiva la risposta corretta. Questo significa che, ad esempio, dopo che il naso è stato attaccato dal polline, l'istamina stimolerà le membrane a produrre più muco e, di conseguenza, porterà ad un naso gocciolante seguito da alcuni starnuti. Chimicamente, l'istamina funziona solo se legata ad altri recettori sulla superficie delle cellule. Quando l'istamina arriva nel luogo dell'irritazione, non provoca uno, ma molteplici effetti importanti.

Probabilmente l'effetto più importante è quello della dilatazione dei vasi sanguigni, seguito dal gonfiore. Questa è la risposta infiammatoria. Siete mai stati punti da un'ape? Il fatto che la pelle diventi immediatamente gonfia e tondeggiante attorno al punto in cui siete stati punti è dovuto al fatto che l'istamina costringe i vasi sanguigni a dilatarsi. Sebbene sappiamo quanto possa essere fastidiosa una puntura d'ape, questa risposta infiammatoria rappresenta il modo in cui il nostro corpo si cura. Un flusso sanguigno più rapido porta all'immediata consegna di globuli bianchi. Il grado di infiammazione in questo caso, o la reazione allergica che molto probabilmente sperimentereste nell'esempio del polline, dipendono dalla quantità di istamina che è stata rilasciata, e questo varia da persona a persona.

L'istamina funziona quando è legata ai 4 recettori H1, H2, H3 e H4. In questo e nella maggior parte dei casi, l'istamina si lega all'H1, che è il più importante di tutti i recettori ed è coinvolto nelle reazioni allergiche.

Altri Ruoli Svolti dall'Istamina nel Corpo

Sebbene abbiamo già spiegato alcuni dei ruoli svolti dall'istamina nel corpo, non è certo possibile abbreviare questo paragrafo e fare affidamento solo sui pochi esempi coperti finora.

A prima vista, l'istamina può sembrare un composto biologico poco importante, in quanto costituita da solo diciassette atomi, ma invece è davvero essenziale per il nostro corpo e non solo per i motivi di cui abbiamo parlato prima in questo capitolo. Le proprietà chimiche dell'istamina la rendono estremamente versatile nel legarsi, motivo per cui è coinvolta in 23 funzioni fisiologiche. È super flessibile e conformazionale e questo gli consente di interagire facilmente.

Diminuzione della Pressione Sanguigna

Dato che l'Istamina può costringere la maggior parte dei vasi sanguigni a dilatarsi, di conseguenza porta a una diminuzione della pressione sanguigna. Questo è il motivo per cui le persone con ipertensione spesso ricevono istamina per via endovenosa.

Regolazione Ritmo Sonno-Veglia

Come accennato in precedenza, l'istamina è un ottimo neurotrasmettitore. I suoi corpi cellulari si possono trovare nell'ipotalamo (una parte del cervello responsabile di molti processi metabolici), da dove i neuroni dell'istamina sono inviati in tutto il cervello per sostenere la veglia e ridurre i sintomi del sonno. Questo è il motivo per cui gli antistaminici sono tradizionalmente noti per causare sonnolenza (sebbene quelli di nuova generazione siano creati in modo da non attraversare il cervello e causare effetti sedativi).

Rilascio di Acido Gastrico

Quando legata al recettore H2, l'istamina può stimolare le cellule parietali che si trovano vicino alle ghiandole gastriche dello stomaco sostenendo l'accettazione di acqua e anidride carbonica dal sangue e convertendola in acido carbonico. All'interno delle cellule parietali, l'acido carbonico si separa in ioni bicarbonato e idrogeno, da lì gli ioni idrogeno vengono pompati nel lume dello stomaco mentre gli ioni bicarbonato si diffondono nuovamente nel flusso sanguigno. Quando i livelli di pH dello stomaco iniziano a diminuire, il rilascio di istamina viene interrotto.

Protezione

Quando dico protezione, non intendo solo la difesa del corpo da agenti esterni. L'istamina è nota per avere effetti sorprendenti che ci proteggono anche da stress, sensibilizzazione ai farmaci e convulsioni. È stato inoltre scoperto che l'istamina ha un effetto nei meccanismi per i quali tendiamo a dimenticare le cose apprese e memorizzate.

Da Dove Proviene?

Abbiamo già menzionato alcuni luoghi dove si trova l'istamina nel corpo, ma non sono gli unici nei quali si possa trovare. Se vi state chiedendo dove si trova l'istamina, ecco una spiegazione un po' più esauriente.

Sistemi e Cellule del Corpo

Altrimenti nota come istamina intrinseca, l'istamina è presente in tutti i mammiferi, umani inclusi, e svolge il ruolo di ammina biogena. Questo tipo di istamina viene prodotta quando l'enzima istidina decarbossilasi agisce sull'amminoacido istidina (uno dei venti amminoacidi che producono proteine). L'istidina decarbossilasi si trova nelle cellule che contengono granuli (come mastociti e basofili). Quando l'amminoacido istidina entra in contatto con l'enzima in queste cellule, viene convertito in istamina e immagazzinato in queste strutture cellulari in attesa di un segnale per essere rilasciato. Ecco perché l'istamina è presente nei mastociti e nei basofili.

I Microrganismi nel Colon

Sebbene l'istamina sia principalmente immagazzinata nei mastociti, questo non è l'unico posto dove si possa trovare. Esistono anche altri microrganismi che possono produrre istamina. Ad esempio, molti batteri presenti nel colon umano sono perfettamente in grado di produrre istamina. Come? I batteri producono anche istidina decarbossilasi e quando le proteine che contengono istidina entrano nell'intestino crasso e vengono in contatto con l'enzima istidina decarbossilasi, si convertono in istamina. Quando l'istamina si trova nell'intestino crasso può essere trasportata rapidamente e facilmente tramite la parete intestinale in molte altre parti del corpo.

Alimenti Naturali

L'istamina è presente anche in una varietà di alimenti naturali e questo tipo di istamina che entra nel nostro corpo da una fonte esterna è chiamata istamina estrinseca. I microrganismi che convertono l'istidina in istamina esistono anche in natura e quindi l'istamina può apparire nel nostro corpo da molte fonti esterne. Ad esempio, l'intestino del pesce è colonizzato da batteri che producono istidina decarbossilasi. Poco dopo la morte di un pesce, i batteri nell'intestino iniziano a scomporre le proteine dei tessuti rilasciando istidina. Questa è la reazione che produce istamina. È importante sapere che più a lungo il pesce rimane intatto dopo la cattura, maggiore sarà il livello di istamina. In effetti, i livelli di istamina possono raddoppiare ogni 20 minuti circa. Il pesce che non viene sviscerato dopo la cattura, come molluschi e crostacei, continuerà a produrre istamina fino al momento della cottura.

Esistono inoltre molti alimenti che contengono istamina o sono noti per avere proprietà di rilascio dell'istamina.

Alimenti Lavorati

Ci sono molti processi di produzione alimentare che si basano principalmente sulla produzione di diversi tipi di sostanze chimiche e ammine a vantaggio del sapore del cibo. Molti di questi processi, in particolare la fermentazione, produrranno una quantità piuttosto elevata di ammine e, con esse, l'istamina.

Intolleranza all'Istamina

Quando si ha una "intolleranza" di solito significa che il corpo è sensibile a qualcosa. Prendiamo ad esempio l'intolleranza al lattosio. Significa semplicemente che il corpo non riesce a digerire completamente lo zucchero naturale del lattosio e quindi diventa estremamente sensibile quando vengono consumati latte o suoi derivati. L'intolleranza all'istamina, d'altra parte, è qualcosa di diverso. Nonostante quello che il nome possa suggerire, quando una persona è intollerante all'istamina, non significa che sia sensibile e non possa tollerare l'istamina ma che ne ha troppa.

Come abbiamo detto, l'istamina è un composto estremamente importante nel nostro corpo che svolge uno dei ruoli chiave per mantenerci in salute. Tuttavia, quando il livello di istamina accumulata nei mastociti aumenta si ha un effetto opposto sulla nostra salute. L'istamina in eccesso ci fa stare male.

Affinché l'istamina funzioni efficacemente e combatta batteri o virus estranei deve essere scomposta. Se il nostro corpo non riesce a scomporre l'istamina velocemente o in modo efficiente, questa inizierà ad accumularsi nei mastociti. Immaginatevi un bicchiere pieno d'acqua. Tutto va bene fino a quando l'acqua è al di sotto dell'orlo. Potete alzare il bicchiere e berlo. Ma se l'acqua supera l'orlo è impossibile non sversarla. Lo stesso accade per l'istamina. Tutto va bene fino a quando il vostro corpo ha la capacità di lavorare con l'istamina che è stata immagazzinata al suo interno. Quando i livelli di istamina superano la "zona di comfort" del vostro corpo, e quindi non è più in grado di utilizzarla in modo efficiente, si verifica l'intolleranza all'istamina.

Quando è Troppa?

Ora che abbiamo detto che il vostro corpo funziona bene fino a quando l'istamina non eccede i livelli ai quali funziona regolarmente, sono sicuro che vi chiederete quale sia il livello standard. Quanta istamina si deve accumulare nei mastociti o nei basofili?

In generale, si ritiene che i livelli di istamina tra 0,3 e 1,0 ng/ml (nanogrammi per millilitro) nel plasma siano normali. Tuttavia, non tutti siamo fatti allo stesso modo e solo per il fatto che, ad esempio, abbiate un livello di istamina superiore a 1 ng/ml non significa che inizierete necessariamente a manifestare dei sintomi. Alcune persone tollerano meglio di altre livelli eccessivi di istamina. Tuttavia, questo non significa che avere oltre 1 ng/ml di istamina nel vostro corpo sia salutare. Cercate di mantenere i livelli entro valori normali.

Le Cause

Esistono alcune condizioni fisiologiche che possono portare al verificarsi di intolleranza all'istamina:

Blocco della Diammina Ossidasi (DAO)

Come discusso precedentemente, il corpo deve prima scomporre l'istamina perché possa viaggiare fino al luogo dell'irritazione e fare il suo lavoro. In condizioni normali, l'istamina è scomposta da due enzimi:

1.   N-Metiltransferasi (HMT) che ha il compito di scomporre l'istamina all'interno del sistema nervoso centrale.

2.   Diammina Ossidasi (DAO) che ha il compito di scomporre l'istamina nell'intestino tenue.

Quest'ultimo è quello che sicuramente riceve maggiore attenzione in quanto una carenza dell'enzima DAO nel corpo può portare all'intolleranza all'istamina. Se una persona è carente di DAO, questo enzima non sarà in quantità sufficiente per abbattere i livelli di istamina in eccesso che viene ingerita tramite il cibo o che è stata immagazzinata nel corpo. Sfortunatamente, la carenza di DAO è la principale causa di intolleranza all'istamina. Se vi state chiedendo cosa potrebbe causare una carenza di DAO o impedire agli enzimi DAO di fare il loro lavoro, eccovi la risposta:

-        Gli enzimi possono essere ridotti a causa di una malattia gastrointestinale sottostante

-        Esistono alcuni tipi di farmaci che possono causare la produzione e il blocco degli enzimi DAO

-        Le persone che consumano regolarmente cibi ricchi di istamina sono inclini a essere vittime della disfunzione del DAO

-        Esistono inoltre alcuni alimenti che bloccano il DAO

-        Il consumo di determinati alimenti che hanno la capacità di innescare il rilascio di istamina, sebbene il cibo stesso non contenga istamina. Quando gli enzimi DAO sono bloccati e la produzione di istamina è sostenuta, possono verificarsi delle disfunzioni.

Disordini Gastrointestinali

Se soffrite di un certo disturbo gastrointestinale, allora è probabile che la colpa possa essere dell'intolleranza all'istamina. La maggior parte delle persone che soffrono dei seguenti disturbi diventano intolleranti all'istamina nel tempo:

-        Sensibilità al Glutine

-        Morbo di Crohn

-        Sindrome dell'Intestino Permeabile

- SIBO (Sindrome da Iperproliferazione Batterica)

- IBS (Sindrome dell'Intestino Irritabile)

- Colite Ulcerosa

Iperproliferazione Batterica

Un'altra possibile causa dell'intolleranza all'istamina è l'accumulo di batteri che viene consumato da quegli alimenti che non possono essere facilmente digeriti. I batteri sono noti per produrre istamina ed una loro crescita eccessiva, come potete facilmente dedurre, ha come risultato un eccesso di istamina. Se il vostro corpo produce molta più istamina di quanta gli enzimi siano in grado di degradare, non sarete solamente candidati per l'intolleranza all'istamina, ma anche per molte altre allergie e disturbi gastrointestinali.

Reazioni Allergiche

Quando si ha una reazione allergica, il corpo produce più istamina. Questo significa che quando si verifica una reazione eccessiva del sistema immunitario a una particolare sostanza, il corpo, per difendersi, sarà costretto a richiedere con maggiore frequenza il rilascio di istamina innescando una produzione massiccia di questo composto.

L'istamina, come abbiamo detto, è benefica durante la stagione delle allergie in quanto aiuta il corpo a difendersi, ma quando si è allergici a qualcosa e si è esposti con frequenza a quella sostanza (senza sapere di essere allergici) è possibile causare uno squilibrio nei livelli di istamina e eventualmente diventare intolleranti ad essa. Il miglior trattamento, in questo caso, è evitare l'allergia e di conseguenza interrompere l'eccessiva produzione di istamina.

In alcuni rari casi, solitamente in caso di allergia a farmaci, veleni o alimentare, l'intero corpo è costretto a produrre un'enorme quantità di istamina fino a causare uno shock anafilattico, potenzialmente letale. Questo è seguito da difficoltà respiratorie, respiro sibilante, congestione nasale, dolore addominale, tosse, ansia e polso debole.

Luce UV

Che ci crediate o meno, molti studi indicano che anche la luce UV è tra le cause più comuni dell'intolleranza all'istamina. La luce UV innesca il rilascio di istamina e, in caso di esposizione frequente, è possibile che s'innalzi la probabilità di diventare intolleranti all'istamina nel tempo.

Alcuni Farmaci

Alcuni studi hanno inoltre dimostrato che l'intolleranza all'istamina può essere causata dai composti della fenotiazina che solitamente si trova nei farmaci prescritti per il trattamento di condizioni psichiatriche dall'ansia alla schizofrenia. Tuttavia, anche molti farmaci da banco possono causare l'interruzione dell'equilibrio dell'istamina e bloccare gli enzimi DAO. Chiunque stia assumendo i farmaci sotto riportati e manifesti delle "allergie" dovrebbe verificare l'intolleranza all'istamina:

-        Modulatori Immunitari (Enbrel, Humira, Plaquenil)

-        Farmaci Antinfiammatori non Steroidei (Aspirin e Ibuprofen)

-        Antidepressivi e Antipsicotici (Zoloft, Prozac, Cymbalta, Effexor)

-        Antiaritmici (Norvasc, Cardizem, Metoprolol, Propranolol)

Altre cause meno comuni

-        Esercizi fisici ad alta intensità in un ambiente caldo

-        Le persone con periodi di livelli alti di estrogeni

\-   Elevati livelli di stress possono ridurre la capacità degli enzimi di degradare l'istamina nel corpo

I Sintomi

Quando c'è un'eccessiva quantità di istamina accumulata nei mastociti, il corpo non è in grado di scomporla in modo efficiente e quindi può manifestarsi una serie di sintomi. Sappiate che la maggior parte dei sintomi elencati di seguito sono comuni a quelli delle reazioni allergiche. Assicuratevi di verificare se siete intolleranti all'istamina nel caso manifestiate questi:

\-   Ansia

\-   Crampi Addominali

\-   Problemi Nasali

\-   Gonfiore e Infiammazione dei Tessuti

\-   Stordimento

\-   Vertigini

\-   Reflusso Acido

\-   Disturbi Digestivi

\-   Ipertensione o Ipotensione

\-   Starnuti

\-   Prurito

\-   Disregolazione della Temperatura

\-   Problemi Respiratori

- Ciclo Mestruale Anormale

- Congiuntivite

- Mal di Testa o Emicranie

- Problemi ad Addormentarsi

- Vomito

- Orticaria

- Tachicardia

- Affaticamento

- Arrossamento

Le Complicazioni

L'istamina viaggia attraverso il flusso sanguigno e viene trasferita in ogni parte del corpo. Questo è estremamente utile quando abbiamo bisogno di una risposta immunitaria immediata per difenderci da agenti esterni, ma non quando si è accumulato istamina. Siccome viaggia in tutto il corpo, l'istamina può facilmente influenzare il nostro cervello, la pelle, l'intestino, i polmoni e l'intero sistema cardiovascolare. Quando abbiamo accumulato istamina nel nostro corpo, questo può contribuire al verificarsi di alcune condizioni pericolose.

Se non trattata, l'intolleranza all'istamina può causare una vasta gamma di complicazioni:

Osteoporosi

La maggior parte delle cellule responsabili del rilascio di istamina sono estremamente importanti per la salute delle nostre ossa.

Quando abbiamo livelli eccessivi di istamina queste cellule non sono più in grado di funzionare correttamente e questo può portare all'osteoporosi. Infatti, gli esperti suggeriscono che l'inibizione dei mastociti può effettivamente curare l'osteoporosi.

Degenerazione del Cervello

Quando l'istamina si accumula nel cervello, può facilmente danneggiare i neuroni a causa dell'infiammazione. Questo può portare alla degenerazione del cervello e persino al morbo di Parkinson. Uno studio condotto su pazienti malati di Parkinson ha mostrato che non erano in grado di degradare l'istamina nel cervello.

Cancro

Studi recenti hanno trovato un forte legame tra l'istamina in eccesso e il cancro. Questi studi suggeriscono che l'istamina e i mastociti promuovono e inibiscono il cancro. Probabilmente la più grande scoperta riguardante il legame tra istamina e cancro è che, sulla base di test di laboratorio, il carcinoma cutaneo al melanoma è effettivamente stimolato dall'istamina.

Sclerosi Multipla

È stato scientificamente provato che i recettori dell'istamina sono effettivamente coinvolti nella comparsa della sclerosi multipla; alcuni promuovono la malattia, mentre altri la inibiscono.

La Malattia di Meniere

Vertigini croniche, perdita dell'udito e acufene che appaiono come conseguenza di questa malattia sono sintomi che possono essere causati da una quantità eccessiva di istamina nel corpo.

Vulnerabilità alle Malattie

L'istamina ha la tendenza ad aumentare la penetrabilità della barriera del sangue e del cervello. Alti livelli di istamina influenzano in modo significativo la barriera e possono lasciare la porta aperta a molte infezioni batteriche e numerose malattie. È da notare che l'interruzione della barriera emato-encefalica contribuisce allo sviluppo della malattia di Alzheimer, della sclerosi multipla, dell'epilessia e della meningite.

Istamina e Altre Condizioni

Oltre alla possibilità di causare l'insorgere di alcune malattie, elevati livelli di istamina possono anche peggiorare molte condizioni preesistenti. Ecco perché è della massima importanza riportare i livelli di istamina in equilibrio il prima possibile nel caso stiate lottando con alcune delle condizioni sopra riportate:

Istamina e Ormoni

Le donne hanno già molto da affrontare quando quei periodi ormonali arrivano, ma essere istaminici intolleranti e ormonali è una combinazione alla quale si deve prestare attenzione. I livelli di istamina tendono ad oscillare insieme agli ormoni (principalmente estrogeni) all'ovulazione. Se sei intollerante all'istamina, i sintomi di questa condizione potrebbero durante l'ovulazione.

D'altra parte, le donne in gravidanza sperimentano sollievo da questo sintomo durante la gravidanza, in quanto la loro placenta produce un gran numero di enzimi DAO. Tuttavia, dopo il parto, purtroppo, i sintomi dell'intolleranza all'istamina ritornano.

Istamina e Eczema

L'eczema, noto in medicina come dermatite atopica, è una condizione infiammatoria della pelle che può essere fastidiosa. Se soffrite di questa condizione e avete riscontrato un peggioramento o un aggravamento del vostro eczema, un'intolleranza all'istamina potrebbe esserne la causa.

Istamina e Anafilassi

Studi hanno dimostrato che la maggior parte delle persone che sono vulnerabili a gravi reazioni allergiche, note anche come reazioni anafilattiche ricorrenti, sono con molta probabilità anche vittime dell'intolleranza all'istamina. La combinazione tra gravi allergie e intolleranza all'istamina può essere potenzialmente fatale.

Test per l'Intolleranza all'Istamina

Sfortunatamente, a differenza di molte altre condizioni, non ci sono test verificati che possano dimostrare con certezza se una persona è effettivamente intollerante all'istamina o meno. Il metodo più comune per verificare l'intolleranza all'istamina consiste nell'eseguire il test DAO per controllare se i suoi livelli sono normali o meno. Tuttavia, questo non è un metodo certo al 100% in quanto non sono solo gli enzimi DAO che possono degradare l'istamina. È quindi possibile che i livelli di DAO non siano così anormali ma che comunque una persona possa avere un'intolleranza all'istamina.

Il test genetico 23andme che esamina la produzione di enzimi DAO è un'altra possibilità di analisi, tuttavia, anche questa non è certa. Quando una persona ha una mutazione omozigote, con molta probabilità è intollerante all'istamina ma questa, in generale, non avviene fino a quando la barriera intestinale è abbattuta e le ghiandole surrenali non siano più in grado di soddisfare la richiesta. Questo può accadere in seguito ad un periodo molto stressante della vita di una persona. Quindi, molti di voi possono eliminarlo dalla loro lista.

Un altro metodo sperimentale è il test cutaneo. È promettente in quanto in uno studio di prova, il 79% di coloro che erano intolleranti all'istamina ha reagito al test. Tuttavia, il test non mostra né gli enzimi, né l'ingestione di cibi ad alto contenuto di istamina, e siamo onesti, c'è una probabilità del 21% che il test non sia corretto, troppo per ritenerlo affidabile.

Quindi, come si può essere sicuri di essere intolleranti all'istamina? Prima di tutto è necessario valutare disturbi e condizioni correlate come allergie, disturbi gastrointestinali, ecc. Nel caso abbiate ancora dei dubbi anche dopo la valutazione dei sintomi correlati, la cosa migliore che potete fare è provare la dieta di eliminazione, da questo libro. Come dimostrato da molti esperti, questa dieta è il miglior test e trattamento per l'intolleranza all'istamina. Eliminate tutti gli alimenti ricchi di istamina dalla vostra dieta e seguite ed annotate i vostri progressi. Se, dopo qualche tempo, i sintomi migliorano probabilmente siete intolleranti all'istamina. Se non migliorassero, consultate il vostro dottore per fare ulteriori analisi per determinare la vera causa.

Diagnosi dell'Intolleranza all'Istamina

Secondo recenti ricerche, l'intolleranza all'istamina colpisce circa il 3% della popolazione e nel 20% dei casi si verifica quando vengono consumati cibi ricchi di istamina in combinazione con alcuni inibitori DAO (come l'alcol). L'80% degli intolleranti all'istamina sono donne.

Come riportato nel paragrafo precedente, a differenza di altre condizioni, l'intolleranza all'istamina è piuttosto difficile da diagnosticare. Non solo per i fattori che sono stati considerati ma anche per la mancanza di un test affidabile per verificarne l'intolleranza, non ancora inventato in quanto molti medici non considerano l'intolleranza all'istamina come una malattia. Questo potrebbe essere il risultato del numero ristretto di persone che ne soffrono.

Il punto è che, sebbene viviamo in un mondo in cui esiste una medicina avanzata, non tutti i medici considereranno l'intolleranza all'istamina come un fattore che contribuisce ai problemi di salute del paziente.

Inoltre, una dieta sana contenente cibi ricchi di istamina è consigliata, un'ottima soluzione per coloro che hanno valori normali di istamina, ma comprommettente per coloro che ne sono intolleranti.

In breve, l'intolleranza all'istamina rimane una condizione che in molti casi non viene diagnosticata e quindi curata. Se sospettate di essere intolleranti all'istamina e avete i sintomi di cui abbiamo parlato, vi invitiamo a contattare il vostro medico il prima possibile e di informarlo che ritenete di essere intolleranti all'istamina. Se tutti gli esami dovessero suggerire una differente causa ma continuate a lottare con gli stessi sintomi, prendete in mano la situazione e provate la dieta antistaminica di questo libro.

Confronto tra Intolleranza all'Istamina e Allergie Alimentari

Siccome i sintomi sono molto simili, l'intolleranza all'istamina viene spesso scambiata per un'allergia alimentare. Ma la verità è che, per quanto simili, queste due condizioni sono in realtà piuttosto differenti.

Un'allergia alimentare è una reazione immunitaria ipersensibile quando vengono prodotti anticorpi IgE (immunoglobuline E) contro un determinato allergene (in questo caso un tipo di proteina alimentare). Quando la persona sensibile a un determinato tipo di cibo lo ingerisce, il corpo rilascia immediatamente mediatori infiammatori (istamina inclusa). Questo accade solitamente un paio di minuti dopo che il cibo allergenico è stato consumato. I sintomi dell'allergia compaiono immediatamente dopo il consumo, indipendentemente da quanto piccola sia la quantità di cibo.

I sintomi dell'intolleranza all'istamina, sebbene assomiglino notevolmente ai sintomi allergici, non si verificano immediatamente dopo aver consumato un cibo ricco di istamina. Questo perché l'istamina nel corpo deve prima raggiungere un certo livello critico perché i tessuti possano iniziare a rispondere. Inoltre, una piccola quantità di istamina, a differenza di una piccola quantità di cibo allergenico, non porta all'insorgenza dei sintomi di intolleranza all'istamina. È la quantità complessiva di istamine nel corpo che conta. Proprio come nell'esempio con il bicchiere d'acqua. Va bene fino a quando il bicchiere diventa pieno ma non quando l'acqua inizia a sversarsi su tutto il pavimento. È il livello complessivo di istamine che conta.

Se pensate di avere una reazione allergica, fate degli esami. Se i test della pelle e del sangue tornano negativi, potreste considerare il fatto che la causa sia l'intolleranza all'istamina. L'intolleranza all'istamina non è mediata dagli anticorpi del tipo IgE, quindi questi tipi di test non sono accurati per questa condizione.

L'Intolleranza all'Istamina è Curabile?

Quando si scopre di soffrire di una certa condizione, la prima cosa che, naturalmente, viene in mente è come curarla. La buona notizia dell'intolleranza all'istamina è che potete sicuramente curare questa pericolosa condizione e riportare l'equilibrio ai vostri intestino e fegato.

A differenza di un'allergia, che non può essere curata, ma solo lenita, potrete abbassare i livelli di istamina e tornare al vostro vecchio (ok, un po' più salutare) menu.

Ma è per sempre? Sulla base delle mie ricerche, ho riscontrato che, oltre a chiedersi se è curabile, le persone vogliono anche sapere se la cura è definitiva. La risposta è, ovviamente, sì, ma a quali condizioni?

Mi piacerebbe dirvi che una volta regolati i livelli di istamina potrete tornare subito a divorare un piatto di cibo ad alta istamina, ma sarebbe una bugia. Vedete, non tutti diventano intolleranti all'istamina per le stesse ragioni e per alcuni l'incapacità di degradare con successo l'istamina è genetica. Questi individui dovrebbero fare attenzione a quello che mangiano anche dopo aver guarito l'intestino e abbassato i livelli di istamina. Naturalmente questo non significa che non potranno mai più godersi uno yogurt gelato, ma che lo dovranno fare con grande cautela e cercando di evitare i sintomi dell'intolleranza all'istamina.

Su come trattare l'intolleranza all'istamina, continuate a leggere per scoprirlo.

24

Scegliere il Giusto Approccio Antistaminico

Se avete avuto difficoltà con l'intolleranza all'istamina a causa, ad esempio, di alcuni farmaci che prendevate, la soluzione è in realtà abbastanza semplice e in questo caso, l'intolleranza all'istamina non solo può essere facilmente diagnosticata, ma anche semplicemente invertita.

Tuttavia, per alcune persone, il trattamento non è così semplice. Molte persone dipendono principalmente dalle loro diete antistaminiche per invertire l'intolleranza e abbassare i livelli di istamina.

Avete un paio di opzioni che potete utilizzare per provare a regolare i livelli di istamina:

Integratori DAO

Per alcuni, l'intolleranza all'istamina si verifica principalmente a causa dell'irregolarità degli enzimi DAO che per molti può essere facilmente risolta assumendo integratori DAO senza apportare cambiamenti drastici alla loro dieta, tranne l'evitare di ingerire troppa istamina che potrebbe inficiare il trattamento. Questa non è certo né l'opzione più salutare né quella più economica, tuttavia, molte persone hanno trovato questo approccio piuttosto utile. Se gli enzimi DAO sono l'unica causa dei vostri problemi, consultate il vostro dottore per iniziare a prendere degli integratori.

Dieta a Basso Contenuto Proteico

Come discusso in precedenza, l'istamina è principalmente prodotta da amminoacidi che derivano dalle proteine, è quindi logico che gli alimenti ricchi di proteine possano influenzare i livelli di istamina. Questo è particolarmente vero per le proteine alimentari che non possono essere facilmente digerite dall'intestino, in quanto è risaputo che i livelli di istamina aumentano man mano che il cibo viene digerito. Siccome vengono digerite lentamente e lasciate più tempo nell'intestino, queste nutrono i batteri alimentando un pericoloso circolo vizioso.

Dieta di Eliminazione

L'eliminazione è di sicuro il miglior trattamento per l'intolleranza all'istamina ed è il tipo di dieta su cui ci concentreremo in questo libro. Che cos'è esattamente la dieta di eliminazione? Come suggerisce il nome, consiste nell'eliminazione di tutti gli alimenti ad alto contenuto di istamina e nello scegliere solamente cibi sicuri a basso contenuto di istamina che non possano peggiorare i sintomi.

Come funziona? La dieta di eliminazione elimina tutti gli alimenti con istamina per un certo periodo di tempo, di solito da uno a tre mesi. Quindi, per quel periodo di tempo (nel nostro caso 6 settimane) non è consentito consumare cibi ricchi di istamina. Durante questo periodo dovranno essere seguiti i progressi e controllati gli eventuali miglioramenti dei sintomi. In caso di miglioramenti si potrà iniziare a reintrodurre lentamente questi tipi di alimenti, uno per uno e con moderazione, in modo da poter individuare eventuali cambiamenti e capire quali tipi di alimenti possono essere tollerati o meno. In seguito, si potrà capire quali alimenti potranno o no essere consumati a lungo termine.

Gli studi hanno confermato che questa dieta è la scelta migliore per la diagnosi e per il trattamento dell'intolleranza all'istamina.

Ridurre l'Istamina

Evitare completamente l'istamina è semplicemente impossibile in quanto quasi tutti i cibi contengono una certa quantità di questo composto. L'importante è evitare i cibi che contengano un'alta quantità di istamina. Tuttavia, è più facile a dirsi che a farsi.

La dieta di eliminazione non è come una dieta a basso contenuto di carboidrati. Non è possibile leggere l'etichetta del cibo per sapere quanta istamina è contenuta in un determinato alimento. A meno che non possediate un laboratorio, è praticamente impossibile determinare l'esatta quantità di istamina contenuta in un alimento. E questa non è nemmeno la parte più difficile. Quella difficile è che i livelli di istamina negli alimenti possono variare. Ad esempio, un filetto di tonno appena pescato è molto povero di istamina e quindi sicuro da mangiare, ma una piccola scatoletta di tonno può variare da 0 a oltre 40 mg/kg.

Ma aspettate, prima di annunciare uno sciopero della fame. Esistono linee guida generali che possono aiutarvi a selezionare esattamente quali alimenti dovreste mettere sul vostro tavolo da pranzo o meno.

Alimenti Ricchi di Istamina da Evitare

Ecco alcuni alimenti che contengono un'elevata quantità di istamina e che quindi dovrebbero essere eliminati dalla dieta:

Latte

Se trascorrete un po' di tempo online, alla ricerca di cosa è sicuro da mangiare per una persona intollerante all'istamina, vi imbatterete in molte teorie discordanti sul fatto che il consumo di latte intero sia sicuro o meno. Sebbene ci siano persone intolleranti all'istamina ma in grado di tollerare il latte, il mio suggerimento è di evitare di complicare la vostra condizione con il latte, specie quando ci sono così tanti sostituti deliziosi.

Alimenti Fermentati

I prodotti fermentati sono probabilmente in cima ad ogni lista di alimenti ricchi di istamina. Assicuratevi di stare lontani da:

-       Yogurt

-       Burro

-       Formaggi maturati e stagionati (cheddar, formaggio di capra, feta, brie, gorgonzola, Colby, ecc.

-       Latticello

-       Kefir

-       Salsa di Soia

-       Crauti

-       Aceto

-       Kombucha

Frutta Secca

La frutta secca, in particolare noci, anacardi e arachidi, è nota per suscitare polemiche tra i nutrizionisti. Alcuni vi diranno che sono ricchi di istamina, ma in realtà non è vero. Le noci non contengono istamina, ma istidina. L'istidina è un amminoacido che alcuni batteri intestinali usano per produrre istamina. Ora, questo non significa che dovreste evitare del tutto di mangiare burro d'arachidi, tuttavia tenete in considerazione che la frutta secca PUÒ aumentare i livelli di istamina per alcune persone. Se siete sostenitori dell'approccio "Meglio prevenire che curare", tenete la frutta secca lontana dalla vostra dieta antistaminica.

Glutine

È importante evitare il glutine a causa della sua capacità di causare permeabilità nell'intestino e quindi l'"intestino permeabile". Siccome mantenere l'intestino sano durante l'inversione dell'istamina è importante quanto evitare cibi ad alto contenuto di istamina, il glutine dovrebbe pertanto essere cancellato dalla lista della spesa.

Lievito

Nonostante non contenga effettivamente istamina, il lievito è comunque un catalizzatore per la generazione di istamina nella lavorazione. Questo può essere difficile per gli amanti del pane, ma ci sono tanti tipi di pane e prodotti da forno deliziosi senza glutine e lievito che potrete acquistare al supermercato. Altrimenti, c'è sempre la possibilità di prepararselo da soli.

Carni Lavorate e Stagionate

Salame, salsiccia, pancetta, prosciutto e jerky possono essere deliziosi, tuttavia, sono anche zeppi di istamina. Assicuratevi di non includere alcun tipo di carne stagionata o lavorata nel vostro menu antistaminico.

Pesce, Crostacei e Molluschi

Lampughe, sgombri, sardine, tonno, acciughe e aringhe dovrebbero essere tutti evitati. Dovreste inoltre assicurarvi di non mangiare alcun pesce in scatola, affumicato o in salamoia. In quanto a molluschi e crostacei, questo gruppo di alimenti è assolutamente vietato. Come abbiamo già detto, non sono sviscerati e quindi molto ricchi di istamina.

Verdure

Sebbene le nostre mamme avessero ragione a costringerci a mangiare le verdure, in caso di intolleranza all'istamina la regola che le verdure sono tutte salutari non si applica. Potreste rimanere sorpresi da questo elenco:

-       Spinaci

-       Melanzane

-       Olive

Sono ricche di istamina e quindi dovrebbero essere eliminate dalla vostra dieta.

Sebbene i pomodori possano non essere ricchi di istamina, sono noti per essere causa di rilascio di istamina in quanto ne innescano il rilascio dopo il consumo. Dovrebbero quindi essere evitati. Inutile dire che questo vale anche per concentrato di pomodoro, ketchup, sughi per la pasta, ecc.

Le verdure sottaceto o in salamoia, beh, tutto quello conservato, in generale, non è consentito nella dieta antistaminica.

I funghi possono essere mangiati ogni tanto, con moderazione.

Frutta

Sebbene alcuni di questi frutti possiedano delle proprietà sorprendenti, sono comunque ricchi di istamina o causa scatenante del rilascio di istamina e dovrebbero quindi essere evitati:

- Avocado

- Fragole

- Papaya

- Agrumi

- Ananas

- Banana

- Lamponi

- Guava

La frutta disidratata (inclusi datteri e uva passa) è generalmente considerata ricca di istamina e non dovrebbe essere consumata.

Alcune persone dicono di essere intolleranti anche a kiwi, pere e uva, tuttavia, ho scoperto che la maggior parte delle persone li tollera bene e non sono così ricchi di istamina, quindi sentitevi liberi di consumarli con moderazione.

Cioccolato

Mi dispiace, ma questo piacere proibito è noto per innescare il rilascio di istamina e dovrebbe essere eliminato dai dolci del vostro menu.

Cibi che Bloccano il DAO

Esistono alcuni tipi di alimenti che bloccano gli enzimi DAO. Assicuratevi di non consumare questi ingredienti:

-        Alcolici

-        Bevande Energetiche

-        Tè Verde

-        Tè Nero

-        Mate

Altre cose che dovreste assolutamente evitare sono:

-        Dolci con conservanti

-        Pasti pronti

-        Coloranti artificiali

-        Alcune spezie come cannella, curry, peperoncino in polvere, noce moscata, chiodi di garofano, anice

Scelte Alimentari Sicure

Ora che sapete quali tipi di alimenti dovrebbero essere evitati, è tempo di imparare quali sono le scelte sicure da consumare. Di seguito troverete alimenti che sono generalmente considerati a basso contenuto di istamina e che possono quindi essere incorporati nella vostra dieta antistaminica.

Carne

Potete mangiare carne purché sia fresca. Manzo, pollo, agnello e maiale sono i benvenuti a meno che siano refrigerati da molto tempo.

Cereali Senza Glutine

I cereali che non contengono glutine possono essere tranquillamente consumati durante la dieta di eliminazione. Questi includono:

- Riso

- Quinoa

- Avena

- Miglio

- Grano Saraceno

- Semola di Mais o Polenta

Pesce

Quando si è intolleranti all'istamina, mangiare pesce può essere una vera sfida. È abbastanza sicuro? È abbastanza fresco? La risposta migliore è: mangiate pesce fresco che avete pescato voi oppure acquistato da una pescheria affidabile. Consiglio vivamente di trovarvi un pescatore locale a cui spiegare le vostre condizioni e che vi venderà solo pesce appena pescato e sventrato. Questo nel caso non possiate pescarvelo direttamente, che è sempre l'opzione migliore. I pesci che sono stati sventrati entro mezz'ora dalla cattura, sono considerati a basso contenuto di istamina e sicuri da mangiare.

Uova

Quando si tratta di uova e istamina, incontrerete molte teorie contrastanti. Se avete fatto qualche ricerca, probabilmente avrete notato che alcuni inseriscono le uova nel gruppo sicuro, mentre altri nella categoria di rilascio di istamina. La verità è che le uova sono perfettamente sicure da mangiare in quanto sono a basso contenuto di istamina. Quindi perché tutta questa confusione? È vero che gli albumi tendono ad innescare il rilascio di istamina, ma solo se crudi. Le uova cotte non sono solo sicure da mangiare ma anche raccomandate da tutti gli esperti. Assicuratevi di mangiarle sode e ben cotte.

Sostituti dei Latticini

Il latte di cocco, di canapa, di mandorle, di riso e l'olio di cocco sono tutti raccomandati dagli specialisti in quanto contengono una bassa quantità di istamina.

Formaggio Fresco

I formaggi che non sono stati stagionati e trasformati hanno un basso contenuto di istamina e sono sicuri da consumare. Questi includono:

- Crema di Formaggio

- Ricotta

- Fiocchi di Latte

- Mozzarella

- Mascarpone

- Fiocchi di Formaggio

Frutta e Verdure

Tutti i frutti e le verdure che non sono stati menzionati in precedenza nel gruppo proibito, sono generalmente sicuri da consumare.

35

Olio d'Oliva

L'olio d'oliva è il benvenuto nella dieta di eliminazione, quindi sentitevi liberi di usarlo non solo per cucinare, ma anche tutte le volte che desiderate insaporire insalate e cibi.

Erbe a Foglia

Provate ad insaporire i vostri pasti con erbe a foglia invece che con spezie. Non sono solo povere di istamina, molte hanno effettivamente la capacità di riportare l'equilibrio ai vostri mastociti.

Alimenti che Riducono l'Istamina

Sì, avete letto bene. Esistono alcuni tipi di frutta che non sono solo a basso contenuto di istamina e sicuri da consumare, ma che possono anche aiutare a combattere l'infiammazione più velocemente e a stabilizzare i mastociti. Quando i mastociti sono bilanciati, l'abbassamento dell'istamina avverrà naturalmente. E la parte migliore è che non esiste un singolo ingrediente di questo elenco che non troverete assolutamente delizioso.

Mele

A chi non piacciono le mele? E se le mele possono aiutarvi ad abbattere i livelli di istamina in modo naturale, avventatevi. Mangiatele fresche, spremetele, aggiungetele a frullati e insalate o addirittura usatele per preparare delle squisite torte senza glutine. Assicuratevi solo di non sbucciarle in quanto i nutrienti si trovano principalmente nella buccia. Molti studi le consigliano per la loro capacità di inibire il rilascio di istamina.

Crusca di Riso Nero

Se pensavate che il riso integrale fosse il più salutare, dovreste ripensarci. Gli studi hanno dimostrato che la crusca di riso nero non ha solo molti benefici per la salute generale, ma può anche impedire il rilascio di istamina dai mastociti. Il riso integrale, invece, non è molto utile per voi.

Zenzero

Questo rizoma è noto per essere un ottimo inibitore delle reazioni allergiche e può anche aiutarvi a ridurre i livelli di istamina. Lo zenzero è stato usato tradizionalmente come un inibitore dell'H2, tuttavia, uno studio del 2009 ha concluso che lo zenzero è anche uno straordinario stabilizzatore dei mastociti.

Ortica

Uno studio del 2009 suggerisce che l'ortica è un ottimo stabilizzatore dei mastociti, ma non solo quello. Ha anche il potenziale per abbassare l'istamina lavorando sul recettore H1 e, sebbene sia principalmente consumata come tè, le foglie possono anche essere incorporate nella tua dieta in molti altri modi. Zuppe e frullati sono alcuni ottimi suggerimenti.

Curcuma

Oltre a dare ai vostri pasti gusto e colore incredibili, la curcuma è anche ricca delle più sorprendenti proprietà. In aggiunta alla sua capacità di alleviare l'infiammazione e migliorare la pulizia del corpo, la curcuma può anche inibire l'attivazione dei mastociti. Un consiglio: congelate i suoi rizomi e grattugiateli sui vostri piatti. Donerà loro un ottimo sapore simile al formaggio cheddar.

Timo

Il timo è molto più di uno straordinario sapore per i vostri piatti. La sua potente combinazione di alto contenuto di vitamina C e flavonoidi contribuisce alla riduzione dell'istamina e alla stabilizzazione dei mastociti. Piantatene un po' nel vostro giardino in modo da non rimanerne mai a corto.

Cipolla

Le cipolle sono incredibili prebiotici che possono ripristinare l'equilibrio del vostro intestino in un istante. È stato concluso che le cipolle non solo possono inibire il rilascio di istamina dai mastociti, ma che ne abbassano anche i livelli nel plasma sanguigno.

Aglio

Famoso per le sue proprietà antiossidanti, l'aglio funge anche da straordinario prebiotico. Ma oltre a regolare l'intestino, studi dimostrano che l'aglio può anche contribuire alla riduzione dei livelli di istamina nel corpo.

Basilico Sacro

Il basilico sacro sa un po' di menta, è floreale e naturalmente dolce, ed è un'erba molto versatile che può essere utilizzata in quasi tutti i piatti, principalmente in paste e insalate. Il basilico sacro è noto per essere un grande adattogeno, ma le sue proprietà di rilascio dell'istamina sono quelle che al momento ci interessano di più. Oltre ad utilizzarlo fresco, potrete contribuire all'abbassamento dell'istamina anche bevendone del tè essiccato.

Pesca

Qualcuno vuole un ciabattino alla pesca? Questo succoso frutto estivo non è solo uno dei più dolci e deliziosi, ma è anche salutare. Studi dimostrano che le pesche hanno la capacità di inibire l'infiammazione allergica derivata dai mastociti.

Germogli di Soia Verde

Uno studio del 2016 ha scoperto che i germogli di soia verde non sono solo salutari, ma offrono anche una straordinaria protezione contro la degranulazione dei mastociti. Essendo ricchi di flavonoidi, supportano inoltre il processo di scomposizione dell'istamina.

Capperi

Oltre ad aggiungere sapore ai vostri pasti, i capperi possono anche aiutarvi a dire addio all'intolleranza all'istamina. Non hanno solo proprietà antinfiammatorie, antiossidanti e antivirali, ma anche proprietà antistaminiche. Stiamo parlando solo di capperi freschi, quelli conservati non sono né antistaminici né poveri di istamina.

Melagrana

Questo frutto dolce e aspro simile a un gioiello contiene polifenoli ed è davvero ricco di antiossidanti. Ma la parte migliore di tutte è la sua capacità di stabilizzare i mastociti e prevenire il rilascio di istamina.

Menta Piperita

Utilizzata principalmente come antagonista dell'H2, la menta piperita ha effetti sorprendenti sulle riniti allergiche. È inoltre ricca di flavonoidi che ostacolano fortemente il rilascio dell'istamina dai mastociti. Non bevetela solo come tè ma usatela fresca in insalate, frullati, pasta, ecc.

Camomilla

Può aiutare a farvi addormentare meglio la notte, ma questa non è l'unica proprietà della camomilla che fa per voi. Uno studio del 2011 ha trovato un forte legame tra camomilla e ostruzione del rilascio di istamina. Cercate di usare fiori freschi anziché secchi quando possibile, perchè sono molto più salutari.

Crescione

Appartenente alla famiglia delle verdure crocifere, il crescione è l'aggiunta perfetta alla vostra insalata alla quale apporterà un incredibile sapore pungente e pepato. Se vi piace mangiare il crescione, probabilmente amerete il fatto che sia in grado di inibire un incredibile 60% dell'istamina dai mastociti.

Dragoncello

Essendo uno dei più potenti antiossidanti tra le erbe, non c'è dubbio su quanto il dragoncello possa contribuire alla vostra salute generale. Oltre ad aggiungere un sapore di anice ai vostri pasti, questa straordinaria erba è anche un ottimo stabilizzatore per i mastociti.

Germogli di Piselli

I germogli di pisello contengono una grande quantità di enzimi DAO che possono aiutare a degradare l'istamina extracellulare. Mentre quasi tutti i membri della famiglia delle Fabacee contengono diammina ossidasi, i germogli di pisello detengono il primato della più alta concentrazione di DAO.

Galanga

La galanga, altrimenti nota come zenzero tailandese, è straordinaria nel prevenire l'anafilassi così come nella regolazione dei mastociti. Il suo sapore delicato può essere facilmente aggiunto ai vostri pasti dopo una visita nei negozi di alimentari asiatici.

Nigella Sativa

È conosciuta anche come: cumino nero, semi di cipolla, coriandolo romano e fiore di finocchio. Sia l'olio che i semi di nigella sativa difenderanno il vostro strato mucoso gastrico e offriranno incredibili proprietà antiossidanti. Inoltre, darà ai vostri piatti un delizioso sapore simile all'origano.

Integratori per l'Intolleranza all'Istamina

Se voi o il vostro medico ritenete che la dieta equilibrata e il consumo regolare di cibi che riducono l'istamina non sia sufficiente per invertire con successo l'intolleranza all'istamina o se avete allergie alimentari che non vi permettono di mangiare alcun gruppo alimentare importante, allora l'assunzione di un integratore è forse la scelta migliore.

Ci sono molti integratori che possono essere presi per prevenire il rilascio di istamina, tuttavia, non prendeteli senza consultare il vostro dottore. Questo è particolarmente importante nel caso il medico vi abbia prescritto delle medicine in quanto alcuni integratori tendono a interferire con determinati farmaci.

Rame

La carenza di rame è stata associata all'intolleranza all'istamina e poiché questo micronutriente può anche aumentare i livelli degli enzimi DAO, prendere il rame come integratore è sicuramente una soluzione che dovreste discutere con il vostro medico.

Probiotici

Questo lo consiglio vivamente. Come ho già detto, un intestino sano dovrebbe essere importante quanto concentrarsi sulla riduzione dei livelli di istamina, perché se ci sono batteri non salutari nell'intestino non sarete mai in grado di regolare i livelli di istamina. E i probiotici vi aiuteranno proprio in questo.

Quando scegliete i probiotici da includere nella vostra dieta, tenete presente che non è il genere ad essere importante, ma il ceppo. A proposito di probiotici benefici, ecco i ceppi di probiotici che dovete assolutamente incorporare nella vostra dieta equilibrata:

Bifidobacterium Longum – Mantiene l'equilibrio intestinale e previene la crescita di batteri dannosi, questo ceppo probiotico è assolutamente imprescindibile.

Bifidobcterium Infanitis – Come suggerisce il nome, questo ceppo è particolarmente benefico per gli infanti. In caso di gravidanza questo ceppo probiotico potrebbe essere integrato alla dieta per trasmettere alcuni batteri buoni al bambino.

Lactobacillus Rhamnosus GG – Questo è probabilmente il ceppo probiotico più sicuro e più studiato che potete includere nella vostra dieta. Stimolerà il vostro sistema immunitario e degraderà efficacemente l'istamina.

Lactobacillus Salivarus - Un altro potente degradatore dell'istamina che dovrebbe far parte della dieta anti-istamina. Questa varietà probiotica non scatenerà alcun sintomo spiacevole.

Lactobacillus Plantarum – Abbattendo i livelli di istamina e riempiendo il corpo di incredibili proprietà che possono migliorare la salute generale, questa varietà è sicuramente benvenuta per coloro che sono intolleranti all'istamina.

Tuttavia, è necessario fare molta attenzione quando si integra la dieta con probiotici. Studi e ricerca su questo argomento sono piuttosto limitati, ma secondo molti scienziati alcuni ceppi di probiotici possono produrre istamina. Per proteggere la vostra salute e dieta, assicuratevi di non assumere i seguenti ceppi probiotici:

Lactobacillus Reuteri – Pur essendo un potente antiossidante in grado di sconfiggere l'IBS (sindrome dell'intestino irritabile), questo probiotico potrebbe non essere così benefico per gli intolleranti all'istamina in quanto può effettivamente produrla.

Lactobacillus Helveticus – Questa è un'altro ceppo probiotico che produce istamina. Sebbene abbia incredibili proprietà, assicuratevi che i vostri integratori non contengano questa varietà nel caso siate intolleranti all'istamina.

Lactobacillus Casei – Potrebbe essere un ottimo antiallergico e un fantastico aiuto per il corretto funzionamento del fegato, ma il lactobacillus casei può aggravare i sintomi dell'intolleranza all'istamina. Assicuratevi di non includerlo nella vostra dieta.

Lactobacillus Bularicus – Un'altro ceppo probiotico dal quale dovete stare lontani per mantenere l'equilibrio intestinale ed evitare gli effetti collaterali.

Enzimi DAO

Un integratore DAO è ottimo per le persone con carenza di DAO o come sollievo momentaneo dai sintomi in quanto promuove l'eliminazione dell'istamina. Ci sono molti di questi integratori sul mercato, quindi potrebbe essere difficile scegliere quello giusto. Chiedete al vostro medico di prescrivervi il migliore. Personalmente, trovo che HistamAid88 sia molto utile.

Quercetina

I suoi bioflavonoidi aiutano a combattere l'infiammazione e possono limitare il rilascio di istamina dai mastociti. La maggior parte delle persone ha trovato che assumerne circa 400-600 mg tre volte al giorno è il modo più efficace, tuttavia, questo deve essere discusso con il vostro medico. Sappiate che la quercetina funziona meglio se combinata con la bromelina.

Luteolina

Questo flavone non solo aiuterà a combattere l'infiammazione (che è fondamentalmente il cuore dell'intolleranza all'istamina), ma rallenterà anche l'attività dei mastociti che sono responsabili del rilascio dell'istamina. Una dose di 100 mg, due volte al giorno, è quello che funziona per la maggior parte degli individui intolleranti all'istamina.

Silibinina

La silibinina proviene dal cardo mariano ed è in grado di prevenire il rilascio di istamina e impedire quello di altre citochine infiammatorie. Inoltre, questo composto stimolerà anche il fegato a funzionare in modo più efficiente. Herb Pharm Milk Thistle contiene silibinina e ha dimostrato di essere molto efficace tra le persone con intolleranza all'istamina.

Vitamina C

Essendo uno dei più potenti antiossidanti, la vitamina C può eliminare i composti infiammatori, come l'istamina, dal sangue. Inoltre, aumenterà gli enzimi DAO. Assicuratevi di non iniziare con una dose elevata in quanto potrebbe causare feci molli.

Piano Pasti di 6 Settimane per l'Eliminazione dell'Istamina

Ora che sapete cosa dovreste mangiare e cosa evitare, è tempo che diate uno sguardo al magnifico piano pasti di eliminazione di 6 settimane. Assicuratevi di monitorare attentamente i vostri progressi durante queste sei settimane e prendete nota di eventuali cambiamenti e miglioramenti dei sintomi e di come vi sentite in generale.

Ancora una volta, vi invitiamo a discutere l'eliminazione dell'istamina con il vostro medico prima di rimuovere gli alimenti ricchi di istamina dalla vostra dieta e iniziare questo piano alimentare per l'eliminazione dell'istamina. La maggior parte delle persone inizia a invertire la propria condizione tra il primo e il terzo mese. Se il vostro medico ritiene che siano necessarie più di 6 settimane per eliminare i livelli di istamina in eccesso dal vostro corpo, potrete semplicemente ripetere questo programma alimentare per altre sei settimane (ovviamente se non è per voi troppo noioso). Tuttavia, ho equilibrato e creato con cura questo piano alimentare e consiglio vivamente che, nel caso abbiate bisogno di più settimane di eliminazione dell'istamina, vi rimbocchiate le maniche e diventiate creativi con la pianificazione dei pasti.

SETTIMANA 1

Giorno 1:

Colazione:

2 Uova sode
1 Focaccia senza lievito e glutine
1 CT di Crema di Formaggio
½ tazza di Carote grattugiate, Cavoli e Barbabietole
½ bicchiere di Succo di Frutta consentita

Spuntino 1:

½ tazza di Pretzel
½ tazza di Mango a pezzi

Pranzo:

1 tazza di Zuppa cremosa con Broccoli, Cavolfiore e Mozzarella
2 CT di Crostini senza lievito e glutine
½ tazza di Insalata di Cetriolo a fette, Ricotta, Menta e Basilico, condita con Olio d'Oliva
1 Mela

Spuntino 2:

1 Muffin alla Vaniglia senza lievito e glutine
1 bicchiere di Latte di Canapa

Cena:

Bistecca di Manzo da 6 once
5 Lance di Asparago
½ tazza di Purea di Patate
2 CT di Funghi saltati
½ bicchiere di Succo di Melagrana fresco

Giorno 2:

Colazione:

2 Frittelle di Patate
2 CT di Fiocchi di Formaggio
½ tazza di Verdure consentite a pezzi
1 Pera

Spuntino 1:

1 tazza di Chips di Kale
½ tazza di Melassa di Melagrana
1 Albicocca

Pranzo:

1 tazza di Zuppa di Pollo

½ Focaccia senza lievito e glutine
1 tazza di Insalata di Quinoa, Cavolo, Carote, Prezzemolo e
Mozzarella

Spuntino 2:

1 fetta di Ciabattino al Mirtillo fatto con Farina di Cocco
1 bicchiere di Latte di Cocco

Cena:

1 Filetto di Merluzzo fresco alla griglia
½ tazza di Riso cotto
½ tazza di Cavoletti di Bruxelles al vapore
2 palline di Gelato fatto con ingredienti consentiti

Giorno3:

Colazione:

2 fette di Pane senza lievito e glutine
3 CT di Salsa di Mele
1 bicchiere di Latte di Cocco

Spuntino 1:

3 CT di Hummus antistaminico (fatto con purea di cavolfiore, olio
d'oliva, curcuma, paprika e aglio)

2 Carotine
3 Cracker senza glutine
2 Gambi di Sedano

Pranzo:

1 tazza di Zuppa di Pesce fatta con Merluzzo o Tilapia freschi e
verdure consentite
½ Focaccia senza lievito e glutine
1/2 tazza di Barbabietole grattugiate condite con Olio d'Oliva

Spuntino 2:

1 tazza di Pudding di Riso fatto con Latte di Cocco

Cena:

1 Costoletta d'Agnello, cotta
4 Funghi Champignon grigliati
½ tazza di Purea di Patate
½ tazza di Insalata di Cetrioli, Menta e Rucola guarnita con 1 oncia
di Mozzarella
1 tazza di Ciliegie

Giorno4:

Colazione:

½ tazza di Miglio cotto
½ tazza di Latte di Cocco

1 CT di Salsa di Mele
¼ tazza di Mirtilli
¼ tazza di purea di Mango

Spuntino 1:

2 Gallette di Riso
1 tazza di Ciliegie

Pranzo:

Sandwich di Tacchino fatto con 2 fette di Pane senza lievito e glutine, 3 once di Tacchino cotto e tritato, 1 CT di Crema di Formaggio, 1 Foglia di Lattuga, 1/4 di Cetriolo a fette e 2 CT di Cavolo Rosso tritato
1 Pesca

Spuntino 2:

1 tazza di Chips di Zucchine
1 bicchiere di Succo di Verdura consentita
1 Albicocca

Cena:

1 Filetto di Tilapia da 5 once al forno
½ tazza di Patate dolci a dadi cotte al forno
1 Carota al forno
1 tazza di Insalata di Peperoni, Cetrioli, Lattuga, Cipolle e Mozzarella
½ tazza di Melassa di Melagrana

Giorno 5:

Colazione:

2 fette di Toast alla francese fatto con Pane senza lievito e glutine,
Uova e Latte di Cocco
¼ tazza di More
2 CT di Mirtilli
2 CT di Ribes Nero
2 CT di Crema di Formaggio
1 bicchiere di Latte di Cocco

Spuntino 1:

½ tazza di Pretzel
1 Pera
½ bicchiere di Succo di Frutta consentita

Pranzo:

Quinoa con Pollo (1/2 tazza di Quinoa cotta, 3 once di pollo cotto e
tritato, una manciata di basilico, 1 CT di Fiocchi di Formaggio, 1
oncia di Mozzarella, ½ Carota grattugiata)
1 fetta di Frutta consentita

Spuntino 2:

1 tazza di Chips di Mela

1 CT di Salsa di Mele Biologica Senza Zucchero

Cena:

1 tazza di Stufato di Manzo, fatto con ingredienti consentiti
1 fetta di Pane senza lievito e glutine
1 tazza di Insalata di Cavolo, Barbabietola e Carote
2 palline di Gelato fatto con ingredienti consentiti

Giorno 6:

Colazione:

3 Frittelle di Uova e Cavolfiore
2 CT di Crema di Formaggio
1 Carota
1/3 tazza di Cavolo tritato e condito con Olio d'Oliva
1 Mela

Spuntino 1:

1 tazza di Pudding di Riso fatta con Latte senza Lattosio

Pranzo:

1 tazza di Zuppa di Verdure
1 fetta di Pane senza lievito e glutine
1 tazza di Insalata di Menta, Crescione, Dragoncello, Zucchine e Cetrioli
1 oncia di Mozzarella
1 Pesca

Spuntino 2:

1 tazza di Popcorn
½ tazza di Melassa di Melagrana

Cena:

1 tazza di Spaghetti
4 Polpette di Manzo
¼ tazza di Besciamella fatta con purea di Cavolfiore e Formaggio consentito
1 bicchiere di Succo di Frutta consentita

Giorno 7:

Colazione:

¾ tazza di Farina d'Avena cotta
½ tazza di Latte di Cocco
2 CT di Melassa di Melagrana
1 CT di Salsa di Mele
½ Pesca tagliata a pezzi

Spuntino 1:

1 tazza di Anguria a pezzi
2 Cracker senza glutine
1 CT di Crema di Formaggio

Pranzo:

Sandwich di Manzo fatto con due fette di Pane senza lievito e glutine, 3 once di Manzo cotto e tritato, 1 foglia di Lattuga, 1 CT di Ricotta, ½ Carota grattugiata e del dragoncello tritato
Un bicchiere di Succo di Frutta consentita

Spuntino 2:

2 CT di Hummus Antistaminico (fatto con purea di broccoli, olio d'oliva, erbe e formaggio)
2 Carotine
½ Cetriolo tagliato a listarelle

Cena:

½ tazza di Quinoa cotta
4 once di Pollo alla griglia
4 Lance di Asparago al vapore
1 oncia di Mozzarella
2 palline di Gelato fatto con ingredienti consentiti

SETTIMANA 2

Giorno 1

Colazione:

2 Pancake fatti con farina senza glutine come quella di Cocco
2 CT di Crema di Formaggio
½ tazza di purea di Frutta consentita
½ bicchiere di Latte di Cocco

Spuntino 1:

½ tazza di Verdure Arrosto guarnite con 2 fette di Mozzarella

Pranzo:

1 tazza di Zuppa Cremosa di Verdure
½ Focaccia azzima senza glutine
4 once di Salmone alla griglia
½ tazza di Ciliegie

Spuntino 2:

½ tazza di Pretzel
1 CT di Salsa di Mele Pura Organica Senza Zucchero

Cena:

1 Peperone ripieno con 2 CT di Riso cotto, 3 CT di Manzo tritato,
della Carota e delle Zucchine grattugiate e ½ CT di Cipolla tritata
1/2 Focaccia azzima senza glutine
Un bicchiere di Succo di Frutta consentita

Giorno 2:

Colazione:

½ Bagel
1 CT di Salsa di Mele Biologica Senza Zucchero
1 bicchiere di Latte di Cocco
1 Mela

Spuntino 1:

1 Uovo Sodo

Pranzo:

½ tazza di Verdure al vapore come Broccoli, Carote e Cavolfiori
½ tazza di Purea di Patate
4 once di Pollo alla griglia
Una manciata di Foglie di Kale al vapore condite con Olio d'Oliva
1 Pesca

Spuntino 2:

2 Gallette di Riso
½ tazza di Mango a pezzi

Cena:

1 fetta di Lasagna fatta con pasta senza glutine, besciamella senza glutine e lattosio, manzo tritato e Mozzarella
1 piccola fetta di Garlic Bread (pane al forno condito con aglio in polvere ed erbe fresche)
Una manciata di Ribes Nero

Giorno 3:

Colazione:

½ tazza di Polenta
1 oncia di Mozzarella
½ tazza di Verdure saltate
1 tazza di More

Spuntino 1:

1 Muffin semplice senza glutine
½ bicchiere di Latte di Mandorle

Pranzo:

Wrap di Tacchino con piadina senza glutine, 3 once di carne di Tacchino cotta, 2 CT di verdura fresca affettata, 1 CT di Fiocchi di Formaggio
1 Mela

Spuntino 2:

3 cracker senza glutine
1 tazza di Frullato di frutta fatto con ingredienti consentiti

Cena:

1 Fuso di Pollo
½ tazza di Riso cotto
1 tazza di Insalata Verde a Foglia condita con Olio d'Oliva
½ bicchiere di Latte di Cocco

Giorno 4:

Colazione:

2 Uova Sode
1 fetta di Pane senza lievito e glutine
Una manciata di Verdure consentite affettate
1 oncia di Formaggio consentito
½ tazza di Melassa di Melagrana

Spuntino 1:

1 fetta di Ciabattino alla Pesca fatto con ingredienti consentiti
1 bicchiere di Latte di Canapa

Pranzo:

1 tazza di Zuppa di Pollo
2 CT di Crostini senza lievito
½ tazza di Quinoa cotta guarnita con 1 oncia di Mozzarella
1 Albicocca

Spuntino 2:

1 fetta di Pane tostato senza lievito e glutine con 1 CT di marmellata consentita

Cena:

4 once di Carne d'Agnello cotta
½ Patata Dolce arrosto
½ tazza di Broccoli al vapore
1 Carota al vapore
4 Lance di Asparago al vapore
½ bicchiere di Succo di Frutta consentita

Giorno 5:

Colazione:

2 Pancake di Patate
2 CT di Crema di Formaggio
1 manciata di Verdura a foglia fresca condita con Olio d'Oliva

½ bicchiere di Latte di Cocco

Spuntino 1:

1 Mela
1 CT di Salsa di Mele Pura Biologica Senza Zucchero

Pranzo:

1 Tortilla senza glutine
3 once di Maiale Sfilacciato
2 Foglie di Lattuga tritate
3 Anelli di Cipolla in pastella
1 CT di Ricotta
1 Pesca

Spuntino 2:

1 tazza di Frullato fatto con Verdura e Frutta consentite

Cena:

1 tazza di Pasta (Penne)
½ tazza di Cavolfiore e Salsa al Formaggio
2 Lance di Asparago arrosto affettate
2 Cuori di Carciofo
½ tazza di Ciliegie

Giorno 6:

Colazione:

2 Pancake senza glutine
¼ tazza di Ciliegie
1 CT di Salsa di Mele
1 bicchiere di Latte di Cocco
½ Mela

Spuntino 1:

½ tazza di Pretzel
2 Albicocche

Pranzo:

Una manciata di Verdure
½ tazza di Riso cotto
4 once di Merluzzo alla griglia
½ bicchiere di Succo di Frutta consentita

Spuntino 2:

2 CT di Crema di Formaggio
2 Cracker senza glutine
2 Carotine
¼ di Cetriolo tagliato a listarelle

Cena:

1 Zucchina tagliata a spirale
3 once di Manzo macinato cotto con 1 CT di cipolle tritate e ½
spicchio d'Aglio tritato
¼ tazza di purea di Cavolfiore e Salsa al Formaggio per Pasta
½ tazza di Melassa di Melagrana

Giorno 7:

Colazione:

½ tazza di Farina d'Avena cotta
¼ tazza di purea di Frutta consentita
½ bicchiere di Latte di Cocco
2 CT di Scaglie di Cocco
1 ct di Miele, opzionale

Spuntino 1:

1 tazza di Chips di Kale
1 Pesca

Pranzo:

½ tazza di Riso cotto
2 CT di Funghi saltati
1 oncia di Mozzarella

½ tazza di Fiori di Broccoli al vapore

Spuntino 2:

1 CT di Salsa di Mele Biologica Senza zucchero
1 Galletta di Riso
½ tazza di Cantalupo a pezzi

Cena:

Bistecca di Manzo da 5 once
½ tazza di Polenta
½ tazza di Insalata di Crescione, Lattuga e Dragoncello, condita con
Olio d'Oliva
1 Carota al vapore
2 Lance di Asparago al vapore

SETTIMANA 3

Giorno 1:

Colazione:

1 Uovo Sodo
1 fetta di Pane senza lievito e glutine
½ tazza di Verdure affettate al vapore
1 oncia di Mozzarella
½ Mela

Spuntino 1:

3 Biscotti senza glutine
1 CT di Marmellata di Frutta consentita
½ bicchiere di Latte senza Lattosio

Pranzo:

½ Zucchina arrosto guarnita con 2 fette di Mozzarella
4 once di Salmone cotto
Una manciata di Verdure consentite condite con Olio d'Oliva
½ tazza di Ciliegie

Spuntino 2:

½ tazza di Pretzel
1 CT di Salsa di Mele Biologica Senza Zucchero

Cena:

1 tazza di Stufato di Pollo
½ tazza di Focaccia azzima senza glutine
1 tazza di Insalata di Lattuga, Cetrioli, Carote e Cipolle con Olio d'Oliva
½ tazza di Anguria a pezzi

Giorno 2:

Colazione:

½ tazza di Quinoa cotta
2 CT di Cipolle caramellate
1 CT di Fiocchi di Formaggio
½ tazza di Cavolo tritato condito con Olio d'Oliva
½ tazza di Verdure saltate
1 bicchiere di Succo di Frutta consentita

Spuntino 1:

1 CT di Salsa di Mele Biologica Senza Zucchero
3 Biscotti senza glutine
1 bicchiere di Latte di Cocco

Pranzo:

4 once di Carne cotta a scelta
1 tazza di Purea di Patate
Una manciata di Verdure
1/3 tazza di Barbabietole grattugiate condite con Olio d'Oliva
1 Pesca

Spuntino 2:

½ tazza di Cantalupo a pezzi
2 CT di Scaglie di Cocco
1 ct di Miele
2 CT di Melassa di Melagrana

Cena:

1 tazza di Noodles di Riso
3 once di Pesce al vapore tritato
1 oncia di Mozzarella
1 Carota grattugiata
¼ tazza di purea di Cavolfiore
2 palline di Gelato fatto con ingredienti consentiti

Giorno 3:

Colazione:

2 Uova strapazzate
1 CT di Cipolle saltate

1 CT di Crema di Formaggio
1 fetta di Pane senza lievito e glutine
Una manciata di Verdure consentite
Una manciata di Ribes Nero

Spuntino 1:

2 Gallette di Riso
1 bicchiere di Latte di Mandorle

Pranzo:

1 tazza di Zuppa Cremosa di Patate e Formaggio
2 CT di Crostini senza glutine
1 tazza di Insalata consentita a scelta
½ tazza di Uva Bianca

Spuntino 2:

6 Lance di Asparago arrosto con polvere d'aglio e Pangrattato senza glutine
2 CT di Ricotta
½ bicchiere di Succo di Frutta consentita

Cena:

1 Braciola di Maiale da 5 once

1 CT di Cipolle caramellate
½ tazza di Polenta
1 tazza di Insalata di Cetrioli, Menta, Prezzemolo, Crescione e
Fiocchi di Formaggio

Giorno 4:

Colazione:

2 Frittelle di Tacchino e Zucchine fatte con 3 once di carne di
Tacchino macinata, ½ Zucchina grattugiata, erbe, cipollotto tritato e
1 uovo
1 oncia di Mozzarella
½ Tortilla senza glutine
Un bicchiere di Succo di Frutta consentita

Spuntino 1:

1 tazza di Anelli di Cipolla fatti con Uova e Farina senza glutine
1 CT di Ricotta

Pranzo:

4 Polpette
1 tazza di Noodles di Riso
1 tazza di Insalata a scelta
½ tazza di Anguria a pezzi

Spuntino 2:

1 fetta di Torta di Mele fatta con ingredienti consentiti
1 bicchiere di Latte senza Lattosio

Cena:

1 tazza di Purea di Patate
1 Carota saltata
½ tazza di Broccoli saltati
4 Cuori di Carciofo saltati
2 once di Mozzarella
Una manciata di Verdure consentite condita con Olio d'Oliva
1 tazza di Ciliegie

Giorno 5:

Colazione:

2 Uova Sode
1 fetta di Pane senza lievito e glutine
2 fette di Mozzarella
1 CT di Cipolle caramellate
1 Mela

Spuntino 1:

1 tazza di Popcorn
½ tazza di Mango a pezzi

Pranzo:

½ tazza di Quinoa cotta
½ tazza di Cavoletti di Bruxelles al vapore
1 CT di Ricotta
¼ di piccola Cipolla a fette
1 CT di Pangrattato senza glutine
½ tazza di Melassa di Melagrana

Spuntino 2:

1 Muffin semplice
½ bicchiere di Latte di Cocco

Cena:

5 once di Manzo macinato cotto con Cipolla e Aglio tritati
1 tazza di Pasta
½ tazza di purea di Cavolfiore e Salsa Bianca al Formaggio per Pasta
Una manciata di Verdure consentite
1 Pesca

Giorno 6:

Colazione:

2/3 tazza di Farina d'Avena cotta
2 CT di Scaglie di Cocco

2 CT di Ribes Nero
2 CT di Salsa di Mele
½ tazza di Latte di Cocco

Spuntino 1:

1 tazza di Patatine Fritte
1 CT di Ricotta

Pranzo:

1 tazza di Zuppa di Verdure
½ fetta di Pane senza lievito e glutine
4 once di Pollo alla griglia
½ tazza di Purea di Patate

Spuntino 1:

1 tazza di Anguria a pezzi
½ tazza di Pretzel

Cena:

1 Panino per Hamburger senza glutine
1 Polpetta Vegetariana fatta con Broccoli, Cavolfiore, Zucchine,
Cipolle, Erbe, Uovo e Pangrattato
1 Foglia di Lattuga
1 CT di Crema di Formaggio

½ Carota grattugiata condita con Olio d'Oliva
½ tazza di Ciliegie

Giorno 7:

Colazione:

2 Pancake senza Glutine
2 CT di Salsa di Mele Biologica Senza Zucchero
1 bicchiere di Latte di Cocco

Spuntino 1:

1 tazza di Chips di Zucchine
1 tazza di Melassa di Melagrana

Pranzo:

½ tazza di Quinoa cotta
1 Mela grattugiata
2 CT di Ribes Rosso
2 CT di Mirtilli
2 CT di Scaglie di Cocco
1 ct di Miele

Spuntino 2:

1 Muffin semplice

1 bicchiere di Succo consentito

Cena:

5 once di Salmone alla griglia
4 Lance di Asparago al vapore
Una manciata di Verdure condita con Olio d'Oliva
½ tazza di Purea di Patate
2 palline di Gelato fatto con ingredienti consentiti

SETTIMANA 4

Giorno 1:

Colazione:

1 fetta di Frittata fatta con Verdure consentite
1 fetta di Pane senza lievito e glutine
1 oncia di Mozzarella
½ Mela

Spuntino 1:

1 tazza di Pretzel
1 Albicocca

Pranzo:

1 tazza di Zuppa di Manzo con Noodle di Riso
1 tazza di Insalata di Cetrioli, Carote, Lattuga e Kale condita con Olio d'Oliva
1 Mela

Spuntino 2:

1 fetta di Torta alla Zucca
1 bicchiere di Latte senza Lattosio

Cena:

1 Fuso e 1 Coscia di Pollo (non più di 6 once di carne in totale)
½ tazza di Riso cotto
½ tazza di Verdure consentite al vapore
1/3 tazza di Barbabietole grattugiate condite con Olio d'Oliva
1 Pesca

Giorno 2:

Colazione:

½ tazza di Farina d'Avena cotta
1 Mela grattugiata
¼ tazza di purea di Mango
2 CT di Melassa di Melagrana
1 Biscotto senza glutine sbriciolato
1 CT di Scaglie di Cocco
½ bicchiere di Latte di Cocco

Spuntino 1:

1 tazza di Frullato di Frutta consentita
½ tazza di Chips di Kale

Pranzo:

4 once di Samone cotto
1 Patata media lessa

2 fette di Mozzarella
½ Cetriolo
½ tazza di Cavolo tritato condito con Olio d'Oliva
½ tazza di Ciliegie

Spuntino 2:

2 CT di Crema di Formaggio
2 Carotine
3 Cracker senza glutine
½ Peperone tagliato a listarelle

Cena:

1 Panino per Hamburger
4 once di Maiale Sfilacciato
½ tazza di Insalata a scelta (solo ingredienti consentiti)
1 pallina di Gelato consentito

Giorno 3:

Colazione:

1 Uovo Sodo
1 fetta di Pane senza lievito e glutine
½ tazza di Verdure saltate
1 CT di Ricotta
Una manciata di Verdure

1 Pesca

Spuntino 1:

1 porzione di Crumble di Mele fatta con ingredienti consentiti
1 bicchiere di Latte senza Lattosio

Pranzo:

1 tazza di Zuppa di Verdure
½ tazza di Riso cotto
4 once di Salmone alla griglia
Una manciata di Verdure condite con Olio d'Oliva

Spuntino 2:

1 tazza di Chips di Kale
1 tazza di Ciliegie
Cena:
1 tazza di Pasta
3 once di Pollo cotto e tritato
½ tazza di Verdure consentite saltate
1 CT di Fiocchi di Formaggio
½ tazza di Mango a pezzi

Giorno 4:

Colazione:

2 Pancake senza glutine
2 CT di Crema di Formaggio
½ tazza di Cipolle, Kale, Broccoli e Carote saltati
1 Pesca

Spuntino 1:

1 tazza di Chips di Patate Dolci al forno cosparse di Curcuma
1 bicchiere di Succo di Frutta consentita

Pranzo:

1 Wrap senza glutine
4 once di Pollo alla griglia a fette
Una manciata di Rucola
1 CT di Ricotta
1/3 tazza di Cavolo e Barbabietole tritati e conditi con Olio d'Oliva
½ tazza di Melassa di Melagrana

Spuntino 2:

1 Mela
1 CT di Salsa di Mele Biologica Senza Zucchero
½ bicchiere di Latte di Cocco

Cena:

1/2 tazza di Purea di Patate
1 tazza di Manzo alla borgognona fatto con ingredienti consentiti

1 tazza di Insalata di Cetrioli, Crescione, Menta e Lattuga condita
con Olio d'Oliva
1 pallina di Gelato fatta con ingredienti consentiti

Giorno 5:

Colazione:

1 Muffin semplice senza glutine
1 CT di Salsa di Mele Biologica Senza Zucchero
1 Mela
1 bicchiere di Latte di Cocco

Spuntino 1:

2 Gallette di Riso
1 Pesca

Pranzo:

1 tazza di Zuppa di Pollo con Noodle
1 tazza di Insalata consentita a scelta
2 fette di Garlic Bread (Baguette)
½ tazza di Melassa di Melagrana

Spuntino 2:

1 tazza di Pretzel

½ tazza di More

Cena:

1 tazza di Spaghetti
¼ tazza di purea di Cavolfiore e Salsa al Formaggio per Pasta
4 Polpette
½ tazza di Verdure consentite condite con Olio d'Oliva
½ tazza di Anguria a pezzi

Giorno 6:

Colazione:

2 Uova sode
1 fetta di Pane senza lievito e glutine
1 oncia di Mozzarella
1 Cipollotto
1/3 tazza di Barbabietole grattugiate condite con Olio d'Oliva

Spuntino 1:

1 Mela
1 CT di Salsa di Mele Biologica Senza Zucchero
½ bicchiere di Latte di Cocco

Pranzo:

1 Tortilla senza glutine
2 once di Pesce cotto e tritato
Una manciata di Verdure consentite
1 CT di Fiocchi di Formaggio
1 Pera

Spuntino 2:

1 tazza di Chips di Zucchine
½ tazza di Ciliegie

Cena:

Bistecca di Manzo da 5 once
1 tazza di Purea di Patate
4 Cuori di Carciofo al vapore
1 Carota al vapore
Una manciata di Ribes Nero

Giorno 7:

Colazione:

2/3 tazza di Miglio cotto
2 CT di Scaglie di Cocco
1 ct di Miele
2 CT di Mirtilli
1 CT di Salsa di Mele, opzionale
½ bicchiere di Latte di Cocco

Spuntino 1:

1 CT di Crema di Formaggio
2 Cracker senza glutine
2 Carotine
½ bicchiere di Succo di Frutta consentita

Pranzo:

1 tazza di Zuppa Cremosa di Verdure
2 fette di Garlic Bread (Baguette)
1 tazza di Insalata consentita a scelta condita con Olio d'Oliva
1 oncia di Mozzarella

Spuntino 2:

1 fetta di Torta di Mele
½ bicchiere di Latte senza Lattosio

Cena:

6 once di Agnello tritato
2 CT di Cipolle Caramellate
½ tazza di Polenta cotta
½ tazza di Verdure consentite a scelta al vapore
2 palline di Gelato fatto con ingredienti consentiti

SETTIMANA 5

Giorno 1:

Colazione:

2 Uova strapazzate
½ Bagel senza glutine
1 CT di Crema di Formaggio
2 CT di Funghi saltati
½ tazza di Melassa di Melagrana

Spuntino 1:

1 tazza di Chips di Mela condite con 1 ct di Miele
1 Galletta di Riso

Pranzo:

1/2 tazza di Quinoa cotta
½ tazza di Verdure consentite saltate
1 oncia di Formaggio consentito
½ tazza di Mango a pezzi

Spuntino 1:

1 Muffin semplice senza glutine
1 bicchiere di Latte di Cocco

Cena:

1 tazza di Stufato di Pollo
1 fetta di Pane senza lievito e glutine
1 tazza di Insalata consentita a scelta
½ tazza di Cantalupo a pezzi

Giorno 2:

Colazione:

2 fette di Pane senza lievito e glutine, tostate
2 CT di Marmellata di Frutta consentita
1 tazza di Latte senza Lattosio

Spuntino 1:

1 tazza di Popcorn
1 Pesca

Pranzo:

1 tazza di Zuppa di Verdure
½ tazza di Riso cotto

4 once di Merluzzo cotto
2 CT di Cipolle caramellate
1 oncia di Mozzarella

Spuntino 2:

1 tazza di Chips di Zucchine
1 Frullato fatto con 1 Mela, una manciata di Kale, 2 CT di Scaglie di Cocco, ½ tazza di Mango a pezzi e ½ tazza di Latte di Cocco

Cena:

4 once di Carne di Tacchino cotta
1 Wrap senza glutine
½ tazza di Verdure consentite a pezzi
1 oncia di Formaggio consentito
¼ tazza di purea di Frutta consentita
1 pallina di Gelato alla Vaniglia fatto con Latte senza Lattosio

Giorno 3:

Colazione:

1 fetta di Quiche fatta con ingredienti consentiti
½ Bagel senza glutine
1 CT di Fiocchi di Formaggio
½ Mela

Spuntino 1:

1 tazza di Patatine Fritte guarnite con 1 oncia di Mozzarella riscaldate al microonde
½ bicchiere di Succo di Frutta consentita

Pranzo:

1 tazza di Zuppa di Ortiche
½ Focaccia azzima senza glutine
1 tazza di Anguria a pezzi

Spuntino 2:

1 fetta di Ciabattino alla Pesca
1 bicchiere di Latte di Cocco

Cena:

2 Fusi di Pollo
½ tazza di purea di Cavolfiore e Broccoli
Una manciata di Verdure condite con Olio d'Oliva
2 CT di Cipolle caramellate
1 tazza di Ciliegie

Giorno 4:

Colazione:

½ tazza di Quinoa cotta
½ tazza di Latte di Mandorle
1 CT di Salsa di Mele Biologica Senza Zucchero
1 Mela grattugiata
1 CT di Melassa di Melagrana

Spuntino 1:

1 tazza di Anelli di Cipolla fatti con Uova e Farina senza glutine
1 oncia di Formaggio consentito
½ bicchiere di Succo di Frutta consentita

Pranzo:

1 tazza di Riso cotto
2 CT di Cipolle caramellate
1 oncia di Mozzarella
3 once di Carne di Tacchino cotta e tritata
Una manciata di Verdure condita con Olio d'Oliva

Spuntino 2:

1 fetta di Torta fatta con ingredienti consentiti
½ tazza di Latte di Cocco

Cena:

1 Panino per Hamburger senza glutine

1 Polpetta di Manzo da 4 once
¼ tazza di Cavolo e Carote tritati conditi con Olio d'Oliva
1 Foglia di Lattuga
1 fetta di Mozzarella

Giorno 5:

Colazione:

1 Uovo Sodo
½ Bagel
2 fette di Mozzarella
½ tazza di Cipolle, Carote, Zucchine saltate e Asparagi tritati
½ bicchiere Succo di Frutta consentita

Spuntino 1:

½ tazza di Pretzel

Pranzo:

Sandwich di Salsa di Mele Biologica Senza Zucchero e Gelatina ai
Frutti di Bosco fatto con 2 fette di Pane senza lievito e glutine, 1 CT
di Salsa di Mele e 1 CT di Gelatina ai Frutti di Bosco
½ bicchiere di Latte di Cocco

Spuntino 2:

1 tazza di Chips di Kale
1 tazza di Frutta consentita a pezzi

Cena:

5 once di Petto di Pollo alla Griglia
½ tazza di Purea di Patate
1 Carota al vapore
3 Cuori di Carciofo al vapore
1 fetta di Garlic Bread (Baguette)
½ tazza di Melassa di Melagrana

Giorno 6:

Colazione:

2 Pancake di Patate
2 CT di Crema di Formaggio
1 tazza di Verdure consentite a pezzi
1 Pesca

Spuntino 1:

1 fetta di Torta di Mele
½ bicchiere di Latte di Cocco

Pranzo:

1 Panino per Hamburger senza glutine
4 once di Polpette di Tacchino e Zucchine
1 CT di Ricotta
Una manciata di Verdure condite con Olio d'Oliva
1 Kiwi

Spuntino 1:

1 tazza di Pudding di Riso fatto con Latte di Cocco

Cena:

1 tazza di Zuppa di Pesce
1 fetta di Pane senza lievito e glutine
1 tazza di Insalata di Cetrioli, Crescione, Lattuga e Menta guarnita
con 1 oncia di Formaggio consentito
½ tazza di Melassa di Melagrana

Giorno 7:

Colazione:

2 Uova strapazzate
½ tazza di Verdure consentite saltate
1 Muffin Inglese senza glutine
1 oncia di Formaggio consentito
1 Pesca

Spuntino 1:

½ tazza di Pretzel
1 CT di Salsa di Mele Biologica Senza Zucchero

Pranzo:

1 tazza di Purea di Patate
4 once di Pollo cotto e tritato
Una manciata di Verdure consentite condite con Olio d'Oliva
1 fetta di Garlic Bread (Baguette)
½ tazza di Anguria a pezzi

Spuntino 2:

2 CT di Scaglie di Cocco
2 CT di Ribes Nero
1 tazza di Mela grattugiata
1 ct di Miele

Cena:

4-once di Tilapia impanata al forno (con Uova e Farina di Cocco)
½ tazza di Riso cotto
½ tazza di Verdure al vapore
2 palline di Gelato fatto con ingredienti consentiti

SETTIMANA 6

Giorno 1:

Colazione:

2 Uova Sode
1 fetta di Pane senza lievito e glutine
1 CT di Crema di Formaggio
1 bicchiere di Latte di Riso

Spuntino 1:

Una manciata di Pretzel
1 tazza di Cantalupo a dadi

Pranzo:

1 tazza di Zuppa di Cipolle
2 CT di Crostini senza glutine
1 tazza di Insalata di Cetrioli, Prezzemolo e Olio d'Oliva
1 oncia di Mozzarella
1 Mela

Spuntino 2:

1 tazza di Chips di Patate Dolci
2 Carotine

1 bicchiere di Succo di Frutta consentita

Cena:

½ tazza di Riso cotto
Bistecca di Manzo da 4 once
4 Lance di Asparago al vapore
2 CT di Cipolle caramellate
1 Pesca

Giorno 2:

Colazione:

1 Bagel senza glutine
2 CT di Marmellata di Frutta consentita
1 Albicocca

Spuntino 1:

3 Biscotti di Riso
1 bicchiere di Latte di Mandorle

Pranzo:

1 tazza di Insalata Verde a foglia (non spinaci)
4 once di Carne di Tacchino cotta
½ tazza di Purea di Patate
Una manciata di More

Spuntino 2:

1 tazza di Anguria a pezzi
2 once di Formaggio consentito

Cena:

1 tazza di Pasta senza glutine cotta
1 tazza di Verdure consentite saltate
2 palline di Gelato fatto con ingredienti consentiti

Giorno 3:

Colazione:

2 Uova Strapazzate
1 fetta di Pane senza lievito e glutine, tostato
1 CT di Fiocchi di Formaggio
2 CT di Cipolle caramellate
3 Foglie di Kale saltate

Spuntino 1:

1 tazza di Frutta consentita a pezzi guarnita con 1 ct di Miele

Pranzo:

1 tazza di Zuppa di Verdure
½ tazza di Quinoa cotta
3 once di Pollo cotto e tritato
1 tazza di Insalata (Cipolle, Carote, Cetrioli, Bietola, Basilico Sacro,
Olio d'Oliva)

Spuntino 2:

1 Muffin semplice senza glutine
1 CT di Salsa di Mele Biologica Senza Zucchero

Cena:

1 filetto di Salmone da 5 once
1 Patata grande al forno
4 Cuori di Carciofo al vapore
1 oncia di Mozzarella
2 Albicocche

Giorno 4:

Colazione:

1 tazza di Krispies di Riso
1 tazza di Latte di Cocco
2 CT di Mirtilli
5 More

Spuntino 1:

2 Carotine
½ Cetriolo tagliato a listarelle
½ Peperone tagliato a listarelle
2 once di Fiocchi di Formaggio

Pranzo:

1 tazza di Zuppa di Pollo
1 fetta di Focaccia azzima senza glutine
½ tazza di Bietole e Kale saltati
2 Pesche

Spuntino 2:

1 tazza di Popcorn
1 pallina di Gelato fatto con ingredienti consentiti

Cena:

4 once di petto di Pollo alla griglia
½ tazza di Riso cotto
½ tazza di Fiori di Broccoli cotti
2 fette di Mozzarella

1 bicchiere di Succo di Frutta consentita

Giorno 5:

Colazione:

Omelette con Formaggio e Funghi (2 uova, 1 ½ oncia di Formaggio Fresco, 2 Funghi a fette)
1 fetta di Pane senza lievito e glutine
½ tazza di Mango a pezzi

Spuntino 1:

½ tazza di Pretzel
½ tazza di Frutta consentita a pezzi

Pranzo:

1 tazza di Quinoa cotta
1 oncia di Mozzarella
½ tazza di Verdure consentite al vapore
2 CT di Prezzemolo tritato

Spuntino 2:

1 tazza di Frullato con ingredienti consentiti

Cena:

5 once di Maiale Sfilacciato
½ tazza di Purea di Patate
4 Lance di Asparago al vapore
2 CT di Cipolle caramellate
Una manciata di Ribes Nero

Giorno 6:

Colazione:

½ tazza di Miglio cotto
½ tazza di Latte di Canapa
½ Mela
¼ tazza di Mirtilli

Spuntino 1:

½ tazza di Melassa di Melagrana
½ Mela
1 CT di Salsa di Mele Biologica Senza Zucchero

Pranzo:

1 Panino per Hamburger senza glutine
Polpetta di Manzo da 3 once
½ tazza di Insalata consentita a scelta
½ tazza di Uva Bianca

Spuntino 2:

½ tazza di Verdure consentite a fette
2 CT di Crema di Formaggio
1 ct di Miele, opzionale

Cena:

1 tazza di Pasta senza glutine
3 once di Tacchino cotto e tritato
2 CT di Cipolle caramellate
4 Fiori di Broccoli al vapore
1 ½ oncia di Mozzarella
1 Pesca

Giorno 7:

Colazione:

1 tazza di Granola senza glutine
1 tazza di Latte di Cocco
¼ tazza di Mango a pezzi

Spuntino 1:

½ Zucchina guarnita con 1 oncia di Mozzarella cotta al forno

Pranzo:

Sandwich con Salsa di Mele Biologica Senza Zucchero e Gelatina, senza glutine e fatto con ingredienti consentiti

Spuntino 2:

1 tazza di Ciliegie
2 CT di Ricotta

Cena:

Fuso e Coscia di Pollo (circa 6 once di carne in totale)
½ tazza di Purea di Patate
1 fetta di Garlic Bread (Baguette)
Una manciata di Verdure condite con Olio d'Oliva
½ tazza di Melassa di Melagrana

Parlate con il vostro dottore!

Spero che questo libro sia stato in grado di aiutarvi a chiarire la confusione riguardo l'intolleranza all'istamina e a determinare, inoltre, quale sia l'approccio migliore per trattare la vostra condizione.

Il prossimo passo è semplicemente discutere il piano con il vostro dottore e iniziare la dieta per l'eliminazione dell'istamina nel modo corretto. Molte persone hanno diminuito i loro livelli di istamina con questa dieta, quindi perché non potreste farlo anche voi?

Un'ultima cosa... Se vi è piaciuto questo libro, potete aiutarmi moltissimo lasciando una recensione su Amazon. Non avete idea di quanto questo possa essere d'aiuto.

Desidero inoltre darvi la possibilità di vincere una **Carta Regalo Amazon da $200,00** come ringraziamento per aver letto questo libro.

Tutto quello che vi chiedo è che mi recensiate! Potete anche copiare/incollare la vostra recensione su Amazon o Goodreads e anche questo conterà.

La vostra opinione è preziosa per me. Basterà solo un minuto del vostro tempo per farmi sapere cosa vi è piaciuto o meno di questo libro. La parte più difficile sarà decidere come spendere i duecento dollari! Semplicemente seguite questo link.

http://reviewers.win/it/istamina

[Pagina lasciata intenzionalmente vuota]